# LE PRINCE NAPOLÉON

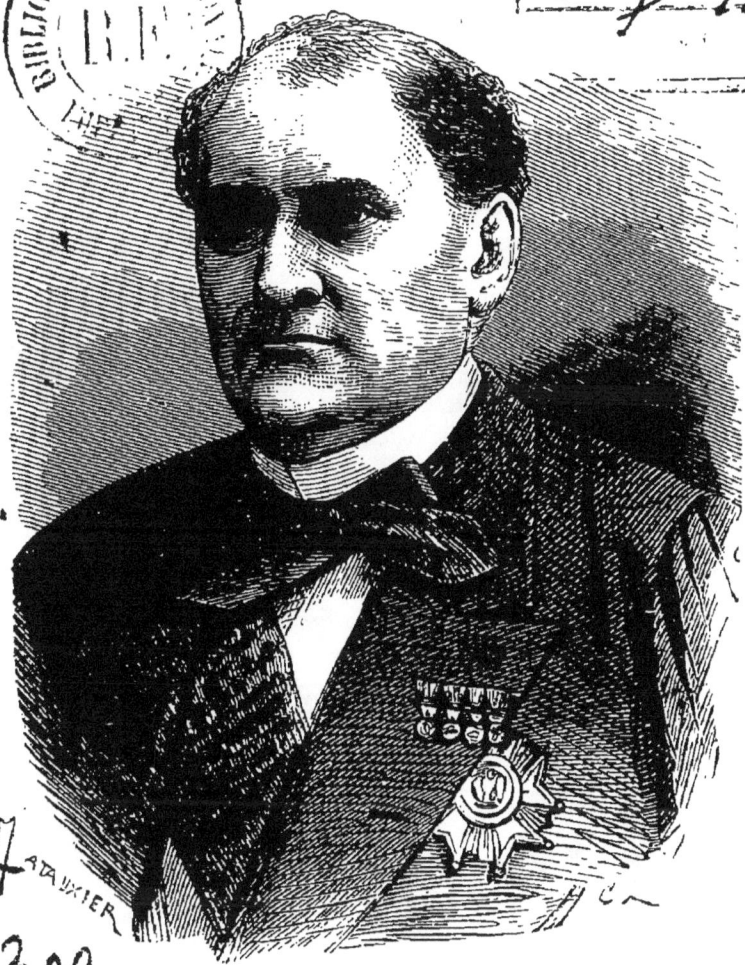

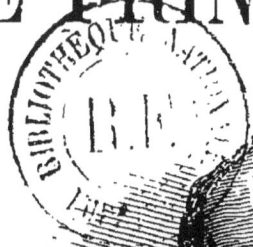

## BIBLIOTHÈQUE NAPOLÉONIENNE

VICT... ...AIREAUX, ÉDITEUR

... DE RIVOLI, PARIS

# LE PRINCE NAPOLÉON

## I

Le Prince Napoléon est né en exil, à Trieste, le 9 septembre 1822. Jérôme Bonaparte, son père, le plus jeune des frères du grand Empereur, était roi de Westphalie. Sa mère était la reine Catherine, fille du roi de Wurtemberg, cousine de l'empereur Alexandre de Russie. Napoléon disait à Saint-Hélène, de son frère Jérôme : « Jérôme donnait les plus grandes es-« pérances. Sa conduite a été héroïque à Waterloo. « Son nom, rayé de la liste des souverains, mérite, « comme général, d'être inscrit sur l'arc de triom-« phe; » et de la reine Catherine : « Par sa noble con-« duite en 1815, cette princesse s'est inscrite de ses « propres mains dans l'histoire. »

Après la chute du premier Empire, le roi Jérôme et la reine Catherine se réfugièrent en Italie. Le Prince Napoléon y reçut dans son enfance les enseignements et les conseils de sa grand'mère, Madame Lætitia, la mère de l'Empereur, femme héroïque dont Napoléon

parlait dans ces termes à Sainte-Hélène : « Ma mère
« est digne de tous les genres de vénération ; les per-
« tes, les privations, les fatigues, elle supportait tout
« bravait tout, c'était une tête d'homme sur un corps
« de femme. »

Le 29 novembre 1835, le Prince Napoléon eut la
douleur de perdre sa mère en Suisse, près de Lau-
sanne. A son lit de mort, cette courageuse princesse
montra la fermeté d'âme qui l'avait distinguée pendant toute sa vie. Bénissant ses enfants : « Je vois,
« dit-elle, que la mort approche, je ne la crains pas,
« je suis prête ; j'aurais voulu vous dire adieu en
« France. » — Plongé dans un chagrin profond, le
jeune Prince fut conduit par son père auprès de sa
tante, la reine Hortense, et ce fut le futur Empereur
Napoléon III, plus âgé que lui de quatorze ans, qui
voulut être son professeur et qui acheva son éducation. Là, prit naissance entre les deux cousins ce sentiment d'inaltérable affection qui les a toujours unis.

Au moment où Louis Bonaparte quittait Arenenberg
pour l'expédition de Strasbourg, le Prince Napoléon,
trop jeune (il avait treize ans) pour être lancé dans
les luttes politiques, rejoignit son père à Florence, et
de là se rendit auprès de son oncle, le roi de Wurtemberg, pour faire son éducation militaire à l'école
de Louisbourg. Après de brillantes études, il sortit le
premier de l'école.

Il quitta le Wurtemberg en 1840. Le plus ardent
désir de sa jeunesse était de rentrer en France et de
servir sa patrie. Il tressaillit de joie lorsque la Révolution de 1848 ouvrit les portes de la France aux Bonapartes. Le premier de sa famille il reconnut la Révolution et fut nommé député de la Corse à l'Assemblée

Constituante, où il s'inspira de sa conscience et de son patriotisme. — Il était le plus jeune membre de l'Assemblée. — La première fois qu'il monta à la tribune, ce fut pour défendre son cousin Louis-Napoléon, contre lequel on voulait faire revivre les lois de proscription de 1832. Son succès fut complet, et quelques mois après le Prince dirigea la propagande nationale qui amena la nomination du Prince Louis à la présidence de la République.

Au mois d'octobre 1849, se plaçant à un point de vue aussi élevé qu'impartial, le Prince Napoléon présentait à l'Assemblée une proposition pour l'abrogation des lois d'exil de la famille des Bourbons et pour donner des juges aux insurgés de juin déportés *administrativement*, sous le gouvernement du général Cavaignac.

Dans le discours qu'il prononça pour le rappel des lois d'exil, il s'exprimait ainsi : « Plus que personne, « j'ai souffert de l'exil ; je pourrais vous en parler « avec émotion, à vous qui ne l'avez jamais supporté ! « Je pourrais vous dire toutes les tortures, toutes les « illusions, tous les dangers qu'il contient, moi qui « l'ai subi pendant vingt-cinq ans ; et c'est précisé- « ment parce que je connais bien tout ce qu'il a « d'odieux et d'inutile que j'ai déposé ma proposition. « Ceux qui ne comprennent pas ce sentiment de gé- « nérosité et de justice, je les plains. »

Le discours généreux où il réclamait des juges pour les insurgés se terminait par ces mots : « Faites que « l'histoire ne rappelle pas un jour que ceux qui se « disent les modérés ont méconnu toute justice, et « qu'ils se sont vengés sur tout un parti au lieu de ne « frapper que les coupables. »

La même année, le Prince répondit avec éloquence à M. Thiers, qui soutenait le projet de loi du 31 mai, par lequel trois millions d'électeurs étaient supprimés d'un coup. M. Thiers avait prononcé le mot insultant de *vile multitude*. A ces mots du futur président de la République de 1870, alors à la tête de la réaction la plus violente, le Prince Napoléon se leva, tressaillant devant une attaque aussi injurieuse pour trois millions de citoyens, et dit : « Cette *vile multitude* a
« prodigué son sang pour la liberté, pour la gloire,
« et même après Waterloo, frémissante d'indignation
« à l'aspect des défaillances de l'époque, elle eût en-
« core sauvé la France des hontes et des horreurs de
« la nouvelle invasion si les chefs de la bourgeoisie le
« lui eussent permis. J'aime mieux siéger parmi les
« vaincus que parmi les vainqueurs de Waterloo. »

# II

Le Prince ignorait les préparatifs du coup d'Etat, auquel il ne prit aucune part. Quand cet acte, qu'il appartient à l'histoire seule de juger, fut acclamé et approuvé par l'immense majorité de la nation, il accepta la volonté du peuple français. L'Empereur le désigna par le plébiscite de 1852, après son père, le Prince Jérôme, à l'hérédité impériale et l'appela aux plus hautes dignités civiles et militaires.

Aussitôt que la guerre de Crimée éclata en 1854, le Prince sollicita l'honneur de combattre sous nos drapeaux et adressa la lettre suivante à l'Empereur :
« Sire, du moment où la guerre va éclater, je viens
« prier Votre Majesté de faire partie de l'expédition
« qui se prépare. Je ne demande ni commandement
« important ni titre qui me distingue ; le poste qui
« me semblera le plus honorable sera celui qui me
« rapprochera le plus de l'ennemi. L'uniforme que
« je suis fier de porter m'impose des devoirs que je
« serai heureux de remplir, et je veux gagner le haut
« grade que votre affection et ma position m'ont
« donné. Quand la nation prend les armes, Votre
« Majesté trouvera, j'espère, que ma place est au
« milieu des soldats, et je la prie de me permettre

« d'aller me ranger parmi eux pour soutenir les
« droits et l'honneur de la France. »

La brillante conduite du Prince à la bataille de
l'Alma fut appréciée par un bon juge, le maréchal de
Saint-Arnaud. On lit dans l'ordre du jour du maréchal,
en date du 7 octobre 1854 : « L'Alma fut traversée au
« pas de charge. Le prince Napoléon, à la tête de sa
« division, s'emparait du gros village de l'Alma, sous
« le feu des batteries russes. Le Prince s'est montré
« en tout digne du beau nom qu'il porte. »

Et voici ce que l'on trouve dans le *Moniteur* du
8 octobre 1854 (extrait du rapport au ministre de la
guerre par le maréchal de Saint-Arnaud) : « La 3e divi-
« sion, conduite avec la plus grande vigueur par
« S. A. I. le Prince Napoléon, a pris au combat qui
« s'est livré sur les plateaux la part la plus brillante,
« et j'ai été heureux d'adresser au Prince mes félici-
« tations en présence de ses troupes. »

Mais ce n'est pas seulement le vainqueur, c'est le
vaincu lui-même qui rendit hommage au rôle de la
3e division et de son chef le prince Napoléon. Le
prince Mentchikoff, commandant des armées russes,
dit dans son rapport « qu'il avait jugé la bataille
« perdue quand il avait vu le centre des alliés (c'est-
« à-dire la division Napoléon) resté inébranlable dans
« la plaine, sous le feu de l'artillerie qu'il avait fait
« converger pour l'écraser et emporter la position du
« Télégraphe. »

Les pertes de cette division furent considérables :
l'intendant Leblanc fut emporté à côté du Prince par
un boulet, le général Thomas grièvement blessé. Le
prince Napoléon fut récompensé de sa conduite par
cette lettre de l'Empereur :

« Saint-Cloud, 25 octobre 1854.

« Mon cher Napoléon,

« Je profite du départ du colonel Renaud pour te
« dire combien j'ai été heureux d'apprendre ta belle
« conduite à la bataille de l'Alma. Je t'envoie la
« médaille militaire comme preuve de ma satisfac-
« tion comme souverain et de mon amitié comme
« cousin. »

En 1855, le prince Napoléon fut mis par l'Empereur à la tête de l'Exposition universelle, qui eut
une si salutaire influence sur les progrès économiques
de la France et du monde entier. Son aptitude au
travail, sa méthode, son assiduité, furent appréciées
par tous les exposants et par ses collaborateurs français et étrangers dans cette grande œuvre ; ils lui en
donnèrent un témoignage dans une adresse de remer-
cîments exprimant leurs sentiments vis-à-vis de leur
président ; on y trouve les noms des principaux industriels et commerçants du monde.

Dans le discours prononcé à la clôture de l'Exposition, le Prince dit à l'Empereur : « Il me reste un
« dernier et bien agréable devoir, c'est celui d'ex-
« primer ici toute ma reconnaissance à Votre Majesté,
« qui a bien voulu me mettre à même de servir
« notre pays, dans la même année, sur les champs de
« bataille et dans ce concours pacifique. »

Un monument est resté de cette collaboration du
prince Napoléon à une des œuvres les plus impor-
tantes du règne de son cousin, c'est le rapport qu'il
rédigea sur l'Exposition universelle. Rien de plus
complet, de mieux conçu et de mieux ordonné que

ce travail, dont se sont inspirés les organisateurs des expositions suivantes.

Après la première Exposition universelle et la paix de Paris, le Prince entouré de savants et de littérateurs utilisa quelques mois de loisir à un grand voyage d'exploration dans les mers et les régions situées aux confins du globe, où John Franklin et d'autres intrépides navigateurs ont perdu la vie. On peut apprécier l'intérêt de ce voyage dans un ouvrage remarquable : *La Reine-Hortense dans les mers du Nord*. A son retour, le prince Napoléon fut nommé membre de l'Institut.

Il faut rappeler aussi un discours que l'on peut regarder comme le résumé des idées du prince Napoléon sur la politique intérieure et sur la grandeur morale de la France à l'époque où il fut prononcé, le 13 juillet 1858, à une distribution de prix à Limoges : « Ce que nous devons craindre, dit-il, c'est
« l'absorption des forces individuelles par la puis-
« sance collective, c'est la substitution du gouver-
« nement au citoyen pour tous les actes de la vie
« sociale, c'est l'affaiblissement de toute initiative per-
« sonnelle sous la tutelle d'une centralisation admi-
« nistrative exagérée. Je voudrais voir les citoyens,
« cessant de compter sur l'intervention et les
« faveurs de l'Etat, mettre un légitime orgueil à se
« suffire à eux-mêmes, et fonder sur leur propre éner-
« gie et sur la force de l'opinion publique le succès de
« leurs entreprises. . . . . . . . . . .
« Que vos enfants, Messieurs, que ces jeunes géné-
« rations, pour l'avenir desquelles nos pères ont pro-
« digué leur sang, soient préservés, par une forte et
« libérale éducation, du poison mortel du matéria-

« lisme ; que le bien-être ne soit pour eux que le
« moyen d'affranchir l'esprit et de lui rendre toute
« sa liberté ; que l'art, la science, la philosophie ne
« cessent de planer au-dessus de ce monde industriel
« qui, sans leur inspiration, s'asservirait à la matière
« au lieu de la dominer. Cultivez dans vos artisans
« le côté de leur profession qui les rapproche des ar-
« tistes ; dans vos industriels, celui qui les rapproche
« des savants. Que les favorisés de la fortune tra-
« vaillent, qu'ils ne laissent pas s'affaiblir en eux le
« besoin des jouissances intellectuelles, le goût des
« lettres, des arts et de ces hautes spéculations de la
« pensée sans lesquelles s'éteint bientôt au sein des
« sociétés la vie politique, religieuse et morale. »

. . . . . . . . . . . . . . . . . . .

« Qu'il me soit ainsi permis de demander aux
« hommes qui veulent venir à nous, *non d'où ils*
« *viennent, mais où ils vont, de regarder l'avenir*
« *et non le passé.* »

L'Empereur voulant utiliser d'une façon perma-
nente les capacités de son cousin et donner une grande
impulsion à l'Algérie le nomma, le 24 juin 1858 chef
du ministère de l'Algérie et des colonies, formé pour
lui. Nous ne pouvons exposer dans cette rapide notice
la politique que le cousin de l'Empereur voulut faire
triompher dans les dix mois qu'il est resté chargé de
ce ministère. Nous ne pouvons que constater qu'il a
suivi une politique de progrès et d'émancipation pour
les colonies, qu'il a poussées dans la voie du *self-govern-*
*ment*, suivant les exemples des Anglais et des Hollan-
dais dans ces questions où ils sont nos maîtres. A l'égard
de l'Algérie il poursuivait une émancipation progres-
sive par l'institution des conseils généraux, par la

constitution de la propriété individuelle pour les Arabes, par le développement commercial, par la liberté des échanges. Le 8 mai 1859, le Prince donna sa démission à la suite de quelques dissentiments avec les autres ministres de l'Empereur, mais surtout parce que l'Empereur, qui préparait l'alliance de la France et de l'Italie, l'avait chargé secrètement des négociations avec le roi Victor-Emmanuel et le comte de Cavour.

Le Prince s'acquitta de sa tâche avec succès, et sut si bien se faire apprécier par le roi, que ce souverain s'estima heureux de lui donner la main de sa fille, la princesse Clotilde. Le mariage eut lieu à Turin le 30 janvier 1859. La princesse étant fille d'une archiduchesse d'Autriche, le prince Napoléon devenait ainsi l'allié des deux maisons de Savoie et de Habsbourg. Par sa mère, la reine Catherine, il était déjà l'allié des familles souveraines de Russie, de Wurtemberg et de Hollande. Immédiatement après son mariage, le Prince revint en France avec sa jeune femme, dont les vertus et la piété inspirèrent un sentiment universel de sympathie et de respect.

De cette union sont nés deux fils et une fille : le prince Victor-Napoléon, né le 18 juillet 1862, qui eut pour parrain le roi d'Italie et pour marraine la reine Sophie, des Pays-Bas ; le second, le prince Louis-Napoléon, né le 10 juillet 1864, dont le parrain fut le Prince Impérial, et la marraine, sa tante, la princesse Mathilde; enfin, la princesse Marie-Lœtitia, née le 20 décembre 1866.

Parti avec l'Empereur pour la guerre d'Italie, le prince Napoléon eut le commandement du 5ᵉ corps, et après la glorieuse bataille de Solférino, ce fut lui

que Napoléon III chargea de traiter de la paix avec
l'Empereur d'Autriche. Il contribua puissamment à
l'heureuse issue des négociations, dont le succès était
d'autant plus désirable que toute la Confédération ger-
manique paraissait sur le point de prendre parti pour
les Autrichiens. C'est à Vérone qu'eurent lieu ces en-
trevues. On écrira quelque jour cette page curieuse
et palpitante de notre histoire contemporaine où l'héritier des Habsbourg, enfermé dans une modeste
chambre avec le neveu de Napoléon I$^{er}$, céda la Lom-
bardie, un des plus beaux fleurons de sa couronne,
à l'Italie ; et où la France acquit la Savoie et Nice,
unies à elle par la nature, par le vœu des popula-
tions, et nécessaires à la sécurité de ses frontières.
L'annexion de ces trois départements fut la consé-
quence de la guerre d'Italie et des négociations que
l'Empereur avait confiées à son cousin.

Le 24 juin 1860, le prince Napoléon perdit son père,
le roi Jérôme. Ce fut un coup terrible pour le fils,
qu'attachait à son père la plus vive, la plus respec-
tueuse et la plus confiante tendresse. La mort du dernier et noble frère de Napoléon I$^{er}$ causa dans toute
la France une impression profonde. Les deux frères
reposent à côté l'un de l'autre sous le dôme des Inva-
lides, et leur mémoire se trouve indissolublement unie
comme l'ont été leurs destinées.

En 1861, la politique libérale de l'Empereur ayant
relevé la tribune, le prince Napoléon, qui s'était déjà
distingué comme militaire, comme diplomate et
comme économiste, se révéla dans les discussions du
Sénat comme orateur. Ses nombreux discours dans la
discussion des adresses sont trop connus et ont excité
trop d'approbation et d'opposition pour que nous les

résumions ici ; l'histoire les appréciera, mais il nous
plaît de rappeler le jugement de l'Empereur sur l'un
d'eux et d'en citer quelques extraits.

Le 21 mars l'Empereur écrivait :

« Mon cher Napoléon,

« Quoique ne partageant pas toutes tes opinions,
« je veux cependant te féliciter de l'immense succès
« que tu as obtenu au Sénat. Il y a des sentiments
« patriotiques si bien exprimés dans ton discours que
« je tiens à te dire combien j'en suis heureux. Crois
« à ma sincère amitié. »

Partisan dévoué de l'Italie, le Prince était opposé au
pouvoir temporel des Papes, supprimé par Napoléon Ier ; mais il restait respectueux pour leur pouvoir spirituel, comme on put s'en convaincre par les
paroles suivantes : « J'ai toujours tâché, autant que
« possible, de ne me laisser entraîner à aucun mot qui
« fût irrespectueux envers le pouvoir spirituel du
« Pape, parce que ce mot serait en dehors de mon
« cœur et de mon esprit. J'ai pour le Chef de la catho-
« licité le plus grand respect. . . . . . . . . . . . . . .
« Je voudrais, pour terminer, que du sein de cette
« Assemblée il s'élevât une parole qui dit : Sagesse,
« Saint-Père ! C'est du Sénat français que devraient
« partir ces paroles : Sagesse, de la part de vos fils
« les plus dévoués, de la part de ceux qui vous ont
« rendu service dans tous vos malheurs depuis douze
« ans. Écoutez nos conseils : Sagesse, Saint-Père ! »

Dans un autre de ses discours, le Prince disait, en
parlant du clergé : « Nous voulons que le prêtre reste
« vénéré, respecté ; qu'il soit entouré des garanties

« qui appartiennent à tout citoyen. » Et dans le célè-
bre discours d'Ajaccio, il parlait « des idées religieuses
« qui moralisent une nation, qui servent de frein aux
« passions, qui élèvent l'âme des peuples comme celle
« des individus » ; et il ajoutait : « Napoléon fit le Con-
« cordat, qui rétablit le calme dans les consciences. »

Ce discours d'Ajaccio, prononcé le 15 mai 1865, pour
l'inauguration du monument élevé par une souscrip-
tion nationale à l'Empereur et à ses frères, est le pro-
gramme de la politique napoléonienne fondée sur les
glorieuses traditions du grand homme. Le prince Napoléon y manifeste, avec une éloquence ardente, in-
spirée par les convictions les plus fortes, le culte qu'il
professe pour la mémoire immortelle de son oncle.
« Les grands hommes utiles à leur temps, disait le
« Prince, sont les précurseurs de l'avenir ; ils éclai-
« rent les destinées de l'humanité, semblables à la
« foudre qui, dans les orages, illumine subitemen
« des paysages obscurs. Recueillir ces rayons lumi-
« neux, rassembler les enseignements épars, soit pour
« éviter les fautes passées, soit pour faire ressortir ces
« résultats obtenus et les développer, c'est là une
« étude utile et un hommage que les grands hommes
« attendent de leurs descendants. »

Le Prince rappelait cette parole de Napoléon qui,
à la différence de César faisant remonter sa généalo-
gie aux dieux, disait : « Ma noblesse date de Ma-
rengo. Soldat, magistrat et souverain, je dois tout à
mon épée et à l'amour du peuple. »

Appréciant l'action d'un grand homme sauveur, il
rappelait les paroles de son oncle : « Ce génie tuté-
« laire, une nation nombreuse le renferme toujours
« dans son sein, mais quelquefois il tarde à pa-

« raître. En effet, il ne suffit pas qu'il existe, il faut
« qu'il soit connu, il faut qu'il se connaisse lui-
« même. Jusque-là toutes les tentatives sont vaines,
« toutes les menées impuissantes ; l'inertie du grand
« nombre protège le gouvernement nominal, et
« malgré son impéritie et sa faiblesse, les efforts de
« ses ennemis ne prévalent point contre lui. Mais
« que ce sauveur, impatiemment attendu, donne
« tout à coup un signe d'existence, l'instinct national
« le devine et l'appelle, les obstacles s'aplanissent
« devant lui, et tout un grand peuple, volant sur son
« passage, semble dire : Le voilà ! »

Le Prince terminait ainsi son discours : « Napoléon
« est mort, mais son esprit lui survivra ; il conduira
« pendant de longues années les idées du monde, sa
« mémoire éclairera les générations futures. »

Napoléon III avait nommé une commission chargée
de recueillir et de publier la correspondance de Napoléon Ier. Comme ce grand travail n'avançait pas
assez vite à son gré (il n'en était qu'à 1805), l'Empereur, persuadé que les études et les sentiments de
son cousin le prince Napoléon le désignaient pour
cette œuvre, le nomma président d'une nouvelle commission. Ce recueil, terminé en 1869, est certainement
le monument le plus beau et le plus impérissable qui
ait été élevé à la mémoire de Napoléon. Dans le rapport du Prince à l'Empereur sur cette publication,
nous relevons la citation suivante, qui en détermine
le caractère : « Il ressort avec la dernière évidence que
« la pensée de Napoléon à Sainte-Hélène est une pen-
« sée d'émancipation pour l'humanité, de progrès dé-
« mocratiques, d'application des grands principes de
« notre révolution ; tels les derniers rayons du soleil

« couchant derrière l'immensité de l'Océan éclairent
« le ciel, elle, la pensée de Napoléon I$^{er}$ éclaire l'ave-
« nir. Sa croyance, ses conseils suprêmes ont été diri-
« gés vers l'émancipation des peuples et leur liberté. »

En 1870 eut lieu le dernier plébiscite dans lequel
la France ait affirmé sa volonté ; c'est le dernier acte
du suffrage universel directement exprimé par le peuple. Le prince Napoléon et sa descendance y sont
seuls désignés après le fils de l'Empereur. Le sénatus-
consulte porte :

« Vu la déclaration du Corps législatif qui constate :
« Que les opérations du vote ont été régulièrement
« accomplies ; que le recensement général des suffra-
« ges émis sur le projet de plébiscite a donné 7.350.412
« bulletins portant le mot : Oui ; 1.528.825 bulletins
« portant le mot : Non ; 112.975 bulletins nuls ;

« Avons sanctionné et sanctionnons, promulgué et
« promulguons comme loi de l'Etat le sénatus-con-
« sulte adopté par le Sénat le 20 avril 1870 et dont la
« teneur suit :

### SÉNATUS-CONSULTE
#### FIXANT LA CONSTITUTION DE L'EMPIRE

#### TITRE I$^{er}$

« *Art.* 1$^{er}$. La Constitution reconnaît, confirme et
« garantit les grands principes proclamés en 1789 et
« qui sont la base du droit public des Français.

#### TITRE II. DE LA DIGNITÉ IMPÉRIALE
#### ET DE LA RÉGENCE

« *Art.* 2. La dignité impériale, rétablie dans la
« personne de Napoléon III par les plébicistes des

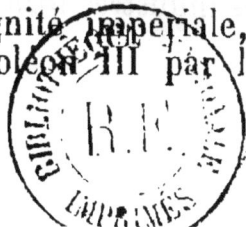

« 21-22 novembre 1852, est héréditaire dans la des-
« cendance directe et légitime de Louis-Napoléon
« Bonaparte, de mâle en mâle, par ordre de primo-
« géniture et à l'exclusion perpétuelle des femmes et
« de leur descendance.

« *Art.* 3. Napoléon III, s'il n'a pas d'enfant mâle,
« peut adopter les enfants et descendants légitimes,
« dans la ligne masculine, des frères de l'Empereur
« Napoléon I<sup>er</sup>.

« Les formes de l'adoption sont réglées par une loi.

« Si, postérieurement à l'adoption, il survient à
« Napoléon III des enfants mâles, ses fils adoptifs ne
« pourront être appelés à lui succéder qu'après ses
« descendants légitimes.

« L'adoption est interdite aux successeurs de Na-
« poléon III et à leur descendance.

« *Art.* 4. A défaut d'héritier légitime, direct ou
« adoptif, sont appelés au trône le prince Napoléon
« (Joseph-Charles-Paul) et sa descendance directe et
« légitime de mâle en mâle, par ordre de primogéni-
« ture et à l'exclusion perpétuelle des femmes et de
« leur descendance.

« *Art.* 5. A défaut d'héritier légitime ou d'héritier
« adoptif de Napoléon III et des successeurs en ligne
« collatérale qui prennent leurs droits dans l'article
« précédent, le peuple nomme l'Empereur et règle,
« dans sa famille, l'ordre héréditaire, de mâle en mâle,
« à l'exclusion perpétuelle des femmes et de leur des-
« cendance.

« Le projet de plébiscite est successivement déli-
« béré par le Sénat et par le Corps législatif, sur la
« proposition des ministres formés en conseil de gou-
« vernement.

« Jusqu'au moment où l'élection du nouvel Empe-
« reur est consommée, les affaires de l'Etat sont gou-
« vernées par les ministres en fonctions, qui se for-
« ment en conseil de gouvernement et délibèrent à
« la majorité des voix.

« *Art.* 6. Les membres de la famille de Napoléon III
« appelés éventuellement à l'hérédité et leur descen-
« dance des deux sexes font partie de la famille impé-
« riale.

« Ils ne peuvent se marier sans l'autorisation de
« l'Empereur. Leur mariage fait sans cette autorisation
« emporte privation de tout droit à l'hérédité, tant
« pour celui qui l'a contracté que pour ses descen-
« dants.

« Néanmoins s'il n'existe pas d'enfants de ce ma-
« riage, en cas de dissolution pour cause de décès, le
« Prince qui l'aurait contracté recouvre ses droits à
« l'hérédité.

« L'Empereur fixe les titres et les conditions des
« autres membres de sa famille.

« Il a pleine autorité sur eux ; il règle leurs devoirs
« et leurs droits par des statuts qui ont force de loi.

« *Art.* 7. La régence de l'Empire est réglée par le
« sénatus-consulte du 17 juillet 1856.

« *Art.* 8. Les membres de la famille impériale ap-
« pelés éventuellement à l'hérédité prennent le titre
« de Prince français.

« Le fils aîné de l'Empereur porte le nom de
« Prince Impérial.

« *Art.* 9. Les Princes français sont membres du
« Sénat et du conseil d'Etat quand ils ont atteint l'âge
« de dix-huit ans accomplis. Ils ne peuvent y siéger
« qu'avec l'agrément de l'Empereur.

Napoléon III donnait aussi au prince Napoléon la plus haute preuve de son estime et de sa grande affection en le faisant, seul de tous ses parents, plébisciter après son fils; et l'Empereur justifiait par avance ce que le Prince a dit dans un document publié en 1878 au sujet des alliances de l'Empire :

« J'ai toujours eu pour l'Empereur mon cousin
« un dévouement complet, dont je crois lui avoir
« donné des preuves par la franchise de ma conduite,
« par mon opposition même à tant d'actes de son
« gouvernement, rôle ingrat qui donne rarement le
« pouvoir et l'influence et expose à toutes les calom-
« nies. Ma seule satisfaction, je l'ai trouvée dans le
« sentiment du devoir accompli. Mon rôle personnel,
« tantôt effacé, tantôt prépondérant, a eu invaria-
« ment le même but : la grandeur de la France pour-
« suivie par l'alliance des Napoléons avec les idées
« démocratiques. »

Comme il avait blâmé la malheureuse guerre du Mexique, le Prince blâma celle de 1870. C'est à Tromsoë, à l'extrémité septentrionale de la Norwège où il faisait un voyage d'étude, accompagné de plusieurs savants, qu'il apprit la déclaration de guerre. S'il eût été à Paris à ce moment, peut-être que la catastrophe aurait pu être évitée. Aussitôt le Prince accourut et se mit aux ordres de l'Empereur, qu'il accompagna à Metz. Il donna à son cousin les plus sages et les plus respectueux conseils et lui dit à Châlons, après les premières défaites : « Pour cette guerre,
« vous avez abdiqué à Paris le gouvernement ; à Metz,
« vous venez d'abdiquer le commandement ; à moins
« de passer en Belgique, il faut que vous repreniez
« l'un ou l'autre. Si nous devons tomber, tombons

« au moins comme des hommes. » Le Prince fit les plus grands efforts pour décider l'Empereur à se replier sur Paris, ce qui eût empêché le siège et sauvé la France.

Malheureusement le gouvernement de la Régence s'opposa au triomphe de cette opinion. Au lieu de suivre ce conseil, Napoléon III, atteint déjà par la maladie, donna à son cousin l'ordre de se rendre en Italie. Il lui dit : « Une seule chance, peu probable mais cependant possible, serait décisive : c'est que l'Italie, « se prononçant pour la France, déclare la guerre et « tâche d'entraîner l'Autriche. Personne n'est mieux « indiqué que toi pour cette mission près de ton beau-« père et de l'Italie. Il faut que tu partes tout de suite « pour Florence. J'écris au Roi. Voici ma lettre. »

Le Prince eût désiré rester en France auprès de l'Empereur dans ces heures de péril. Il ne céda que devant un ordre formel de l'Empereur faisant appel à son obéissance et son dévouement. Hélas ! la fatalité s'était prononcée contre nous, et quand le Prince arriva auprès de son beau-père, le roi d'Italie, tout était consommé. La France était perdue et quelques jours après, Napoléon III prisonnier.

Le prince Napoléon voulut partager la captivité de l'Empereur et lui écrivit de Florence le 4 septembre 1870 : « Sire, j'apprends les batailles perdues et « votre captivité. Mon dévouement, mon devoir, dic-« tent ma conduite. Je demande à vous rejoindre au-« jourd'hui surtout que la défense de la patrie est « impossible pour moi après les événements de Paris. « Quelles que soient les conditions qui me seront « faites, je m'y soumets d'avance pour être auprès de « vous. Le malheur ne peut que resserrer les liens

« qui m'attachent à vous depuis mon enfance. Je
« prie Votre Majesté d'accéder à la demande que je
« lui fais et que j'adresse au Roi de Prusse. »
L'Empereur lui répondit :

« Wilhelmshoë, 17 sep'embre 1870.

« Mon cher cousin, je suis bien touché de l'offre
« que tu me fais de partager ma captivité, mais je dé-
« sire rester seul avec le peu de personnes qui m'ont
« suivi, et j'ai même prié l'Impératrice de ne pas
« venir me rejoindre. J'espère que nous nous rever-
« rons un jour, dans des temps plus heureux. »

# III

Pendant tout le siège de Paris et le gouvernement de la soi-disant défense nationale, le prince Napoléon, exilé, garda le silence de la douleur, mais dès que la paix fut signée, dès qu'il fut évident que ceux qui avaient osé renverser l'Empire devant l'ennemi ne pouvaient rien pour le salut de la France, il écrivit une lettre, cri du cœur d'un véritable patriote ; la voici :

« La paix avec le vainqueur est signée ; Paris, la « grande capitale, brûle ; ses plus beaux édifices sécu- « laires, l'honneur de la civilisation, sont réduits en « cendres ; le sang coule à flots : votre œuvre est com- « plète ! La douleur qui oppresse toute âme fran- « çaise ne doit pas obscurcir la raison, qui a le droit « de vous demander compte des désastres accumulés « par vous. . . . . . . . . . . . . . . . . . . . .
« . . . . . Je ne veux ni ne puis nier les fautes que « les Napoléons payent encore plus par le déchire- « ment de leurs cœurs que par leur exil ; mais l'Em- « pereur n'a pas cherché à se cramponner au trône « par une paix qui pouvait sauver son pouvoir en im- « posant de lourds sacrifices à la France.

« Tenez, nous avons une consolation, c'est d'être

« tombés avec le pays, tandis que votre élévation date
« de ses malheurs. . . . . . . Sachez-le, les Napo-
« léons eussent été assez patriotes pour bénir votre
« triomphe et leur chute si vous aviez affranchi la
« France ; mais l'histoire dira qu'ayant promis de
« sauver la patrie, vous l'avez perdue.

« Il faut, et le droit moderne le veut, il faut l'abdi-
« cation de tous devant la volonté du peuple libre-
« ment et directement exprimée ; hors de là, encore
« une fois, il n'y a que le chaos.

« La foi monarchique ne se décrète pas ; la seule
« base sur laquelle un gouvernement en France peut
« asseoir son principe, la seule source où il peut pui-
« ser la légitimité et la force, c'est *l'appel au peuple*,
« que nous réclamons et que la France doit exiger. »

Aussitôt que Napoléon III, quittant Wilhelmshoë,
se fut rendu en Angleterre, le prince Napoléon s'em-
pressa d'aller le rejoindre, et les deux cousins trou-
vèrent dans leur mutuelle affection une triste consolation aux angoisses de leur patriotisme.

En 1871, le Prince, nommé conseiller général en
Corse, fut arbitrairement empêché de remplir son
mandat ; on alla jusqu'à lui interdire l'entrée de la
maison des Bonapartes, à Ajaccio. En quittant cette
ville, il adressa à ses électeurs une lettre dont voici
quelques passages :

. . . . . . . . . . . . Le droit populaire !
« à quelle autre source peut-on puiser la force et la
« légitimité nécessaires à un gouvernement définitif,
« sinon en les demandant au consentement loyal et
« libre de la majorité des citoyens ? . . . . . .

« N'est-il pas singulier que ceux qui réclament
« l'appel au peuple soient considérés tous comme des

« partisans de l'Empire ? Nos vœux seraient exaucés
« s'il en était ainsi. Ainsi donc pour nos adversaires,
« l'appel au peuple serait synonyme d'une nomination
« des Napoléons. Ne semble-t-il pas qu'ils se con -
« damnent eux-mêmes ainsi d'avance ?

. . . . . . . . . . . . . . . .

    « C'est, mes chers électeurs, je vous le dirai naïve-
« ment, c'est que, malgré nos erreurs, nous sentons
« la fibre populaire qui nous attache aux entrailles et
« à l'âme du pays ; c'est qu'entre le peuple et nous, il y
« a un courant que nous sentons et qui se résume en un
« mot : Confiance dans la France, notre chère Patrie. »
Ne voulant pas accepter un exil qu'aucune loi ne
prononçait contre lui, le prince Napoléon vint en
France avec sa femme, la princesse Clotilde, en 1872.
Il y était appelé par le désir d'y faire le choix d'une
institution pour l'éducation de ses enfants.

M. Thiers le fit arrêter et expulser violemment,
avec la Princesse, par un acte arbitraire que rien ne
justifiait. Cette arrestation eut lieu au château de
Millemont (Seine-et-Oise), chez un des amis du Prince,
où il habitait. Le Prince et la Princesse furent recon-
duits brutalement à la frontière, accompagnés par
des gendarmes.

Dans une lettre adressée à M. Grévy, alors Président de l'Assemblée nationale, le Prince insistait « sur
« son désir de faire élever ses fils dans leur patrie,
« afin qu'ils apprennent à la connaître et à l'aimer, quel
« que soit son gouvernement. »

Le 9 janvier 1873, le prince Napoléon perdait son
souverain et son ami. Il conduisit avec le Prince Impérial le deuil de celui dont la postérité reconnaîtra
les bienfaits et plaindra les malheurs. Quelque temps

après ce cruel événement, le prince Napoléon se portait comme candidat à la députation en Corse, malgré ses dissentiments avec les conseillers du Prince Impérial, suivant en cela les conseils de Napoléon III, qui, peu de jours avant sa mort, lui écrivait :

« Je recommanderai à tous mes amis de soutenir « ton élection non seulement en Corse, mais dans les « les départements où tu aurais chance d'être élu. »

Pendant le peu de temps que le Prince fut député, l'orateur se manifesta par un remarquable discours sur le budget de l'instruction publique.

Depuis lors il a vécu en France en simple citoyen, logé dans un modeste entresol tout rempli des souvenirs de Napoléon Ier, et consacrant tout son temps à l'étude et à l'éducation de ses deux fils, élevés tous deux au lycée Charlemagne.

Il ne put voir sans un profond regret le départ du Prince Impérial pour le Cap, et lorsque survint la mort tragique de son jeune cousin, il s'associa profondément à une douleur qui fut celle de la France tout entière.

En sortant de l'église Saint-Augustin, où il venait de présider au service en l'honneur de l'héroïque Prince, il écrivit à l'Impératrice :

« Madame, je sors du service célébré à Saint-Au« gustin pour mon brave et infortuné cousin. Pro« fondément ému, je tiens à exprimer mes senti« ments de douloureuse sympathie à sa malheureuse « mère. »

A Chisleburst, le jour des funérailles, ce fut le prince Napoléon qui conduisit le deuil comme chef de la famille Napoléon. Ses fils étaient à ses côtés, rendant comme lui un pieux hommage à la mémoire de celui dont le sort funeste demeurera une des catastrophes les plus émouvantes de l'histoire. Cet événement imposait au prince Napoléon des responsabilités et des devoirs nouveaux. Tous ceux qui le connaissent savent qu'il est digne de continuer les traditions napoléoniennes et que ce dépôt est confié à des mains énergiques et capables. Caractère ferme, esprit puissant, cœur généreux, le prince Napoléon est à la fois un homme d'ordre et un homme de progrès. Pendant trente ans, il a été mêlé à tous les grands événements de notre histoire; il a beaucoup vu, beaucoup voyagé, beaucoup travaillé, beaucoup souffert. C'est un savant et un lettré, un orateur et un penseur, un homme pratique et un homme de gouvernement. Il a été en rapport avec les personnages les plus marquants de l'Europe. Tous reconnaissent l'élévation de ses idées, l'étendue de ses connaissances, la sûreté de son coup d'œil.

Ami dévoué de son cousin et de son souverain, Napoléon III, il ne fut jamais son courtisan, et il eut en toute circonstance le courage de lui dire ce qu'il croyait la vérité.

Les événements n'ont que trop prouvé combien il est regrettable que ses respectueux conseils n'aient pas été plus écoutés.

Le prince Napoléon n'a jamais eu, et il n'aura jamais d'autre ambition que la grandeur et le bonheur de la France.

Aujourd'hui la souveraineté du peuple est la base de notre droit public; c'est la seule sur laquelle notre société moderne puisse établir un gouvernement stable. Rappelons-nous que le prince Napoléon est le seul Français, le seul homme au monde, dont le nom ait été directement acclamé et plébiscité par 7.350.142 voix.

Il est le seul héritier de Napoléon Ier, de Napoléon III, et l'on peut lui appliquer ces paroles prophétiques : *La grande ombre de Napoléon plane sur la France, elle protège ses successeurs!*



---

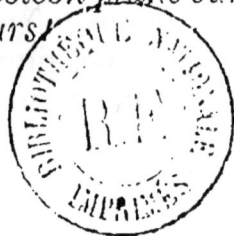

5364. — PARIS, IMPRIMERIE A. L. GUILLOT

7, rue des Canettes, 7

96

www.ingramcontent.com/pod-product-compliance
Lightning Source LLC
Chambersburg PA
CBHW070759210326
41520CB00016B/4759